Lettre
sur l'Uromancie.

LETTRE

A M. GUIMAS

SUR

L'UROMANCIE,

OU

L'ART DE DEVINER LES MALADIES

PAR L'INSPECTION DES URINES.

Février 1816.

BAR-SUR-SEINE,

DE L'IMPRIMERIE DE MALVOST.

1818.

AVERTISSEMENT.

La lettre que l'on va lire fut écrite, il y a quelques années, pour tâcher de désabuser le peuple des campagnes, si sottement et si ridiculement prévenu en faveur de l'Uromancie, cet art chimérique, dont ce même peuple est si souvent victime. Touché des malheurs trop fréquens auxquels donne lieu cet entêtement du peuple, j'ai souvent trempé ma plume dans le fiel. La haine et le mépris que j'eus toute ma vie pour les charlatans, qui abusent si criminellement de l'ignorance et de la crédulité de l'habitant des campagnes, m'ont fait dire la vérité avec aigreur et sans ménagement, et recourir très-souvent aux expressions d'une raillerie amère.

J'ose espérer que les amis éclairés du peuple me sauront gré de la sortie que je fais dans ma lettre contre ces ennemis

de la société que nous appelons Uromantes, et que, dans certaines provinces,
l'on nomme Voyeurs, ou Médecins d'u-
rine.

Je ne crois pas qu'il soit bien néces-
saire d'avertir ici qu'en proscrivant l'Uromancie, comme un art faux et dangereux,
je n'ai point prétendu condamner l'examen que l'on fait de l'urine auprès du lit
du malade. Chacun sait fort bien que ce
liquide offre, sur-tout dans les maladies,
des différences qu'il est important d'observer avec soin. C'est dans l'urine que
l'on aperçoit quelquefois des signes de
crise; c'est par elle que l'on pronostique
souvent la terminaison d'une maladie, etc.
L'odeur, la couleur, la crudité, la lim-
pidité, le sédiment, les nuages, les filets
qu'elle présente dans certains cas, tout
cela peut fournir, au Médecin observa-
teur, des indices très-précieux sur la na-
ture et la marche des maladies : ceci est
incontestable. Mais les signes que l'on
tire de l'urine suffisent-ils seuls pour nous

donner une idée juste et complète d'une maladie quelconque, et n'avons-nous pas besoin, pour en déterminer le vrai ca-ractère, d'en réunir tous les symptômes essentielles? Ne sont-ils donc pas des fourbes ceux qui prétendent deviner les maladies par la seule inspection des uri-nes, et sans voir le malade? On verra, dans la lettre suivante, les artifices gros-siers dont ces charlatans se servent pour gagner la confiance des sots.

Si par hasard il étoit encore dans le monde quelques partisans de l'Alchimie dont je parle, peut-être assez mal à propos dans ma lettre (ce que je ne pense pas, vu les progrès qu'ont faits, dans ces der-niers temps, la chimie et les autres scien-ces physiques), je les prierois d'attendre, pour s'offenser de la manière dont je les y traite, qu'ils eussent converti en or la lame de leur couteau, ou tel autre métal qu'ils jugeront à propos de choisir, et découvert un remède unique capable de guérir toutes les maladies qui affligent l'espèce humaine depuis la chûte de notre premier père. Lorsqu'ils auront opéré ces merveilles, je promets de leur faire une satisfaction telle qu'ils croiront devoir l'exiger.

Mais ce que je dis là est à peu près superflu : cette lettre n'étant pas destinée à parcourir beaucoup de pays, ce ne seroit que par un bien grand hasard qu'elle viendroit à tomber entre les mains de quelques souffleurs, en supposant toutefois qu'ils s'en trouvât encore quelque part. Je n'aurois donc à craindre que les Uromantes, ou Médecins d'urine, malheureusement répandus partout, si ces gens-là étoient des champions redoutables et assez sots pour vouloir entrer en lice dans une pareille conjoncture. D'ailleurs ces messieurs ne font la guerre que sourdement et dans l'obscurité, et ne demandent jamais, comme Ajax, que le jour paroisse pour combattre.

Je ne crains pas davantage les partisans de la médecine universelle, dont je dis aussi quelque chose dans ma lettre. La chimie et la médecine sont parvenues à un tel degré de perfection, que les gens qui rêvent encore aujourd'hui cette chimère ne peuvent être que des ignorans ou des sots. Un homme d'un jugement solide, éclairé par l'expérience et l'observation, ne sauroit y croire.

L'espoir de découvrir un remède universel fit autrefois tourner plus d'une tête. Cette folie étoit même devenue commune dans les campagnes, où l'on n'en est pas encore tout-à-fait exempt. Je me souviens d'avoir ouï parler, en Allemagne, d'un paysan suisse qu'on nommoit, dans son village, le Jardinier-Médecin, qui, ayant composé une certaine poudre par l'usage de laquelle il crut s'être guéri d'une affection mélancolique et hypocondriaque, se mit si bien dans la tête qu'il avoit trouvé le remède universel, qu'il en devînt presque fou. Ce qui ne doit pas surprendre, quand on sait que de la mélancolie à la manie il n'y a souvent qu'un pas.

C'étoit, me dit-on, un bien singulier personnage que ce paysan. Il se donnoit pour un grand docteur; et quoiqu'il n'eût pas le sens commun, et qu'il sût à peine lire, il s'établissoit le juge souverain du mérite et des talens des Médecins qu'il connoissoit, ou dont il entendoit seulement parler. On m'assura même qu'il fît un jour, dans une société où on l'avoit sans doute appelé pour se divertir de lui, le parallèle d'Hippocrate et de Galien, dont il ne connoissoit guère que les noms. Malheur au Médecin qui n'avoit pas l'avantage de plaire à ce nouveau Midas! fut-il un second Hippocrate, il le traittoit d'ignorant et d'empoisonneur.

Un Médecin hollandois à qui il prodiguoit ces épithètes injurieuses, lui manda un jour que s'il s'avisoit de s'occuper de lui d'avantage, il lui frotteroit les deux oreilles. Le paysan, à qui un rieur avoit fait entendre qu'il seroit plus honorable pour lui d'être menacé d'une critique que d'une bastonnade, se mit à publier partout qu'il craignoit que M. un tel n'écrivît une satyre contre son remède et contre lui. Le Médecin hollandois, qui étoit un plaisant, lui envoya, pour dissiper ses craintes, les vers suivans par lesquels je terminerai cet Avertissement.

Jean crains que contre lui ton courroux ne s'allume,
Et que tu ne lui donne (*) un petit coup de plume.
Qui ? Jean le Sycophante ! Ah ! qu'il ne craigne rien.
Quoique de ma personne il ne dise aucun bien,
Comme il est au-dessous des traits de la satyre,
Je n'ai, moi, sur son compte, aucune chose à dire.

Van Rémond.

(*) *Donne* pour *Donnes*, licence poétique que l'on peut permettre à un Hollandois qui fait des vers français.

LETTRE

A. M. GUIMAS.

Vous ne sauriez imaginer, Monsieur, jusques à quel point le peuple de nos campagnes est prévenu en faveur de l'Uromancie, ou l'Art chimérique de deviner les maladies par l'inspection des urines, et de combien de malheurs cette aveugle et sotte prévention devient la source. Il est facile de vous donner des preuves de ce que j'avance.

La crédulité, fille de l'ignorance et de l'erreur, est le fondement de la réputation ou du crédit de quiconque exerce avec adresse un art faux et illusoire, et dont le domaine s'étend particulièrement sur le petit peuple. Les Uromantes sont des charlatans adroits et impudens, qui trouveront toujours des trésors dans l'urine des sots.

Il est bien étrange que l'on se soit récrié avec tant de force sur les mystérieuses folies de l'Alchimie, et que l'on n'ait presque dit mot contre un art non moins ridicu'e et incomparablement plus dangereux. 1) Les Adeptes n'épuisoient guère, en courant après la fortune, que leur propre sant'' et leur bourse, tandis que les charlatans, dont il est ici question, s'enrichissent a x dépens de la bourse, de la santé, et même très-souvent de la vie des autres. On pourroit dire qu'ils ont, les uns et les autres, à peu près le même but, qui est l'or; mais sous combien d'autres rapports ne diffèrent-ils point entr'eux? (2) Les Alchimistes cherchant de l'or et un remède universelle, n'ont trouvé ni

------

(1) Le célèbre Forestus (*Pierre Forest*), qui vivoit dans le seizième siècle, écrivit un ouvrage sur l'incertitude des jugemens sur les urines, dans lequel il réfuta puissamment l'erreur des Médecins d'urine. — Réga, qui vécut après lui, prononça d'abord une harangue pour détromper le vulgaire sur ce sujet ; mais l'abus persistant, et non-seulement les gens du peuple, mais encore les gens du monde, Nobles, Ecclésiastiques et Magistrats, continuant d'envoyer leurs urines à de prétendus Médecins, qui ne les guérissoient point, composa un nouveau traité sur cette matière, qu'il y discute à fond. Cet ouvrage fut imprimé à Louvain en 1733.

(2) Un entretien que j'eus l'année dernière avec M. Guimas a donné lieu à cette comparaison peu exacte. Les Alchimistes prétendoient pouvoir venir à bout de changer les métaux en or, et trouver un rel'un ni l'autre; mais ils ont découvert, par hasard, au milieu de leurs travaux pénibles et dispendieux, quelques remèdes utiles. Leurs folles et vaines recherches, en causant la perte de leur fortune, nous ont du moins procuré quelque bien. Nous devons leur savoir gré de leurs sacrifices. L'Uromancie, au contraire, parvenant à son unique but, en convertissant pour ainsi dire en or la matière sur laquelle elle travaille, cause tous les jours mille maux à la société, et ne lui fait jamais aucun bien, ni directement, ni par hasard.

Il faut faire ici une distinction et rendre justice à la bonne foi, au mérite. Parmi le nombre de gens qui ont eu la manie de vouloir changer, pour ainsi dire, l'essence des métaux en essayant de les transformer en or, on compte des hommes savans et estimables, qui, sous beaucoup de rapports, ont été très-utiles à leurs semblables : au lieu que dans la tourbe nombreuse des Uromantes on ne voit que de mi-

mède univesel. Le moyen dont ils se servoient, pour tâcher d'opérer cette transmutation impossible, s'appeloit le Grand-Œuvre, ou la Pierre philosophale. L'Alchimie portoit encore le nom de Science, ou Philosophie hermétique, parce que l'on prétendoit qu'Hermès ou Mercure en étoit l'inventeur.

sérables et crasseux ignorans , des charlatans aussi dangereux que ridicules. Les Uromantes ou Voyeurs d'urine, comme on les nomme dans notre province, n'ont jamais eu, comme les disciples d'Hermès et de Paracelse, la louable intention de découvrir un remède universel contre nos maux : ce sont des égoïstes qui, en paroissant s'occuper beaucoup du bonheur d'autrui, ne s'occupent effectivement que du leur. Ils cherchent avec ardeur, et ne manquent presque jamais de trouver le souverain remède contre la pauvreté, cette fâcheuse maladie à laquelle ils se trouveroient, à la vérité, bien plus exposés que beaucoup d'autres, à cause de leur peu de goût pour tout travail honnête. (1)

On ne sauroit croire combien de tels fourbes sont nuisibles à la population; mais quels moyens pourroit-on employer pour réprimer ce charlatanisme dangereux, et détruire l'espéce destructive des Uromantes?.. Ce n'est pas à nous à les chercher et encore moins à les indiquer ces moyens. Ce seroit vainement que l'on prétendroit venir à bout de détromper entièrement

---

(1) Tout ceci n'est point outré. Je soutiens que tout Voyeur d'urine, sur-tout dans le siècle où nous vivons, est un homme de mauvaise foi, un fourbe, qui n'a d'autre but que de gagner de l'argent.

le vulgaire sur le compte des Médecins d'urine.
Ces derniers, à qui l'ardente soif du gain fait
braver le ridicule dont on les couvre, s'y prennent si bien que les gens simples seront toujours
les dupes de leurs artifices. . . . .
Il n'est pas rare de voir dans nos campagnes
de pauvres paysans porter l'urine d'un malade,
à vingt-cinq ou trente lieues, chez un de ces
Uromantes ou Médecins consultant l'urine.
Avec quel intérêt ne verriez-vous point quelques-uns des plus adroits (et sans doute des
plus dangereux) de ces messieurs interroger, ou
faire interroger subtilement, le crédule et sot
commissionnaire, en même temps qu'ils paroissent observer avec beaucoup de soin une urine
le plus souvent ammoniacale et altérée dans
toutes ses qualités. Vous ne pourriez vous em-
pêcher de rire, en même temps que vous plain-
driez l'humanité dont ces imposteurs se jouent si
indignement. Quelle farce grotesque et pitoyable
aux yeux d'un homme sensé !
Un jeune paysan, dont le frère a péri victime de cette fureur uromantique, me raconta
un jour, avec beaucoup de naïveté, comment
M. R * *, Uromante fort en vogue ici, par-
vient à voir, ou plutôt à faire croire, qu'il voit
dans l'urine la description exacte des maladies,
et d'après quels principes il administre un trai-

tement sage et méthodique. Je vais dialoguer ce récit, afin de le rendre plus frappant.

M. R**, après avoir invoqué les génies de Gordonius et de Davach, et saisi d'une main un vase plein de l'urine du malade, et un microscope de l'autre, commença ainsi sa ridicule inspection.

DIALOGUE

Entre un Uromante, *ou* Voyeur d'urine, et un Paysan.

L'Uromante observant l'urine.

Que le malade ressente ou non des douleurs de tête, je soutiens toujours que le siége du mal est dans cette partie. Un foyer considérable paroît se former dans le cervelet : les yeux sont tellement.......

Le Paysan.

Vous ne vous trompez pas, Monsieur; le malade se plaint beaucoup de la tête. Il dit aussi qu'il a les yeux appesantis.

L'Uromante.

C'est bien cela, n'est-il pas vrai? Vois-tu ce petit nuage blanc et jaune dans la haute région

de l'eau (1); cela indique que l'humeur mor-
bifique infectera bientôt tout le cerveau, si, par
de bons remèdes, de bonnes potions, l'on ne
vient à bout de la détourner de cette partie.

Le Paysan.

A propos, on m'a bien recommandé de rapporter une bonne potion pour faire suer.

L'Uromante.

Un petit moment; on te donnera ce qu'il faut.
Donne-moi au moins le temps de t'expliquer
tous les phénomènes que je remarque dans cette
eau, qui est tout-à-fait mauvaise. Aperçois-tu
encore de petits filamens qui paroissent être fixés
dans la moyenne région de l'eau, et semblent
tirer le nuage en bas? Cela annonce que l'estomac ou ventricule, c'est-à-dire, le principal
organe de la digestion, cette fonction si néces-
saire à l'entretien de notre vie, cela annonce,
dis-je, que l'estomac est grandement menacé,
s'il n'est déjà malade. Voilà une maladie des
plus graves et des plus dangereuses, et dont on
ne revient guère. Je crois qu'il faudroit être

---

(1) Les Uromantes ont coutume de dire l'eau pour
l'urine. C'est un terme consacré dans leur langue.

encore plus sorcier qu'Hippocrate pour parvenir à la guérir. Quoique j'en eusse guéri une toute pareille, il y a deux mois, je n'oserois répondre du malade. Oui; l'estomac est bien....., n'est-il pas vrai, mon fils?

Le Paysan.

Vous devinez tout, monsieur le Médecin; le malade se plaint aussi de l'estomac, et il dit que le cœur lui bat.

L'Uromante.

Ce n'est pas tout. J'observe encore ici, un peu au-dessous du nuage, un petit grain qui dénote que la langue n'est pas très-propre, et que le cœur palpite souvent.

Le Paysan.

Oh, c'est bien vrai ! Il a la langue toute jaune, et dit qu'il a une mauvaise bouche, et par fois des envies de vomir. Mais je ne sais pas ce que c'est que palpiter.

L'Uromante.

Comment, imbécille, palpiter signifie battre avec violence, en parlant du cœur.....

Le Paysan.

Mais, monsieur, je viens de vous dire que le cœur lui bat.

L'Uromante.

Si tu me l'as dit, je ne l'ai pas entendu. Il faut parler plus haut et plus distinctement une autre fois. On diroit bien aussi, à certain signe que j'aperçois dans la région inférieure de l'eau, que le malade ressent ou a ressenti quelques douleurs dans le ventre.

Le Paysan.

Pour cela, monsieur, je ne le crois pas, à moins que la colique ne l'ait pris après mon départ. Mais, attendez; je me souviens qu'ayant passé dans l'eau, environ deux mois avant la première attaque de sa maladie, il eût alors une violente colique.

L'Uromante.

C'est bien la peine de me démentir. Apprends que mon art n'est jamais en défaut : ne sais-tu pas, animal, ignorant que tu es, que l'on peut voir dans l'urine la trace d'un mal qui auroit existé il y a dix ans! Crois-tu avoir affaire ici à un de ces charlatans, ou de ces petits médecins de village, qui se mêlent d'inspecter les urines sans rien savoir? Penses-tu que je veuille te voler ton argent? Tu mériterois bien que je te misse à la porte par les épaules......

Le Paysan.

Ah! monsieur, je vous demande pardon : je ne me figurois pas que l'on pût voir dans l'urine des choses comme celles-là. Ne vous fâchez pas, je vous prie. Il faut bien nous passer quelques petites choses, à nous autres gens de village. Ah! mon Dieu, qu'est-ce que je me suis avisé de dire-là!

L'Uromante.

Allons, allons, tais-toi! je veux bien te pardonner ton impolitesse en faveur de ton pauvre frère. Il faut bien souffrir quelque chose pour l'amour de l'humanité.

Le Paysan, attendri.

Que vous avez de bonté! Je vous remercie de tout mon cœur, pour mon frère et pour moi. Quand ma mère apprendra que vous avez le cœur si bon, et que vous m'avez pardonné la sottise que j'ai faite, elle voudra absolument que je vous apporte, quelque jour, une paire de nos gros chapons.

L'Uromante, continuant son inspection.

On voit encore ici, c'est-à-dire, entre la moyenne région et la région supérieure, que la fièvre redouble à certaines heures.

Le Paysan.

Oui, monsieur, vous dites bien. Le soir, sur les huit heures, le malade est tout en feu et ne sait plus ce qu'il dit, tant il bat la campagne.

L'Uromante.

Voici un signe qui concerne la sueur; mais..... N'est-ce pas que je ne me suis pas encore trompé?

Le Paysan, émerveillé.

Vous avez bien raison..., le malade ne sue presque point.

L'Uromante.

Le malade doit ressentir quelque chose dans les bras et dans les jambes.

Le Paysan.

Vous voyez donc tout dans l'eau? Vous dites

la maladie telle qu'elle est. Le malade dit qu'il lui semble qu'on lui brise bras et jambes. Il a aussi bien mal aux reins.

L'Uromante.

J'allois t'en parler; mais tu sais si bien tout, que tu me préviens quelquefois. Le ventre ne me paroît pas trop dur, et cependant.....

Le Paysan.

Non, monsieur, il n'est pas trop dur : mais il y a bien six jours que le malade n'a été à la garde-robe.

L'Uromante.

Quand je t'ai dit qu'il t'arrivoit quelquefois de me prévenir. J'allois te dire que le malade devoit être constipé. Il doit lui venir des flatuosités par la bouche?

Le Paysan.

Des flatuosités! Qu'est-ce que c'est que des flatuosités?

L'Uromante.

Est-ce qu'on ne sait pas le français, chez vous? C'est ce que vous appelez des rots, des vents.

Le Paysan.

Oui, monsieur, il lui en vient quelquefois, sur-tout après qu'il a bu. Il faut que vous soyez bien savant pour voir tout cela dans l'urine!

L'Uromante, souriant.

Vois-tu, jeune homme, comment on décrit une maladie à la seule vue de l'urine.

Le Paysan.

Ah, oui! vous avez bien de la science. Le Médecin qui venoit chez nous l'an passé, quand ma grand'mere a été malade, n'en disoit pas tant.

L'Uromante.

Ton Médecin étoit une bête et un ignorant. Je te dirois bien encore quelque chose que j'y vois dans cette eau, si tu pouvois comprendre les termes de notre art.

Le Paysan.

Oh! il ne faut pas que vous preniez la peine d'en dire davantage. Je ne serois pas hors de chez vous que je ne me souviendrois déjà plus de ce que vous m'auriez dit. Vous vous servez de termes si biscornus, que je ne saurois les retenir.

L'Uromante.

Tu as maintenant une idée de mon savoir : j'espère que toi et les tiens vous ne m'oublierez pas, lorsque vous aurez le malheur de tomber malades. Allons, mon fils ! il est temps que tu regagnes ton village, et que tu me laisse seul dans mon laboratoire, où j'ai encore plus de cinquante potions et cent médecines à faire pour différens lieux, dont les plus proches sont à dix lieues d'ici. Je dois......,

Le Paysan.

Mais, monsieur, on m'a bien recommandé de rapporter des remèdes, et de vous payer votre consultation. Combien est-ce que l'on vous doit ?

L'Uromante.

Tu as raison. Ma foi, l'intérêt me domine si peu que j'oubliois tout cela. Cependant il faut bien soulager, quand on peut, les pauvres malades. Tiens, voici une fiole pour la tête ; c'est un excellent céphalique, dont la composition m'a donné beaucoup de peine ; une pour l'estomac, et une autre pour le ventre ou abdomen. Il faut que chacun de ces médicamens prenne, comme tu vois, une route différente et aille, sans faute,

trouver le mal qu'il est destiné à combattre.
On donnera une cuillerée du premier tous les
quarts-d'heure ; deux cuillerées du second,
toutes les heures, et un demi-verre du troi-
sième, de deux en deux heures. Souviens-toi bien
de ce que je te dis, au moins, et ne va pas
confondre les doses : une telle méprise pourroit
avoir des suites funestes.

Le Paysan.

Il faudroit, monsieur, que vous eussiez la
complaisance de me bailler de l'écrit. J'ai la
mémoire si courte, que......

L'Uromante.

Je n'ai pas l'habitude d'écrire mes ordon-
nances ; il faudra bien que tu te rappèles ce
que je viens de te dire. Répète-le un certain
nombre de fois, pendant la route, et tu ne
pourras l'échapper.

Le Paysan.

A moins de cela. Dites-moi, s'il vous plait,
combien je vous dois ; vous ne pensez jamais
à cet article.

L'Uromante.

Tu dis bien. L'argent me tente si peu ; c'est

une chose si méprisable que l'argent ! cependant il faut vivre. Vois-tu bien, comme tu m'as promis une paire de bons chapons, le tout ne te coûtera pas plus de quinze francs. Dans notre état, nous devons faire des sacrifices.....

Le Paysan.

Mais il me semble pourtant que cela est un peu cher.

L'Uromante.

Comment, cher ! Ces trois excellentes potions-là sont chères ! Est-ce que tu plaisantes, mon ami ? Je te les passe même à très-bon compte. Je ne gagne rien là-dessus. Sais-tu bien qu'il y entre des ingrédiens que je fais venir moi-même de trois mille lieues d'ici ! Tu es donc fou ! Trois bonnes potions , trois médicamens admirables , pour quinze francs ! Ne va pas au moins t'aviser de parler du prix à qui que ce soit, sur-tout à quelqu'autre Médecin, qui ne manqueroit pas de m'en vouloir, et de me regarder comme un gâte-métier.

Le Paysan, donnant les quinze francs.

Monsieur , vous pouvez dormir tranquillement là-dessus. Cela ne regarde personne. C'est que l'on m'avoit recommandé de marchander un peu.

L'Uromante.

Le prix des médicamens est fixe; on ne les marchande jamais, sur-tout chez les Médecins de ma réputation. Ne manque pas sur-tout de prévenir tes parens que si le malade meurt, ils ne devront attribuer sa mort qu'à leur négligence. C'étoit il y a quatre jours qu'il falloit venir à moi. C'est ainsi que l'on meurt souvent par sa faute.

FIN DU DIALOGUE.

Voilà, monsieur, le Grand-Œuvre ou la Pierre philosophale des Uromantes ; voilà comment ces misérables savent en imposer aux gens simples. Le jeune paysan qui me fit le détail de l'étrange entretien qu'il eût avec cet homme, et dont j'ai cru devoir omettre la moitié, croyoit, de la meilleure foi du monde, que M. R** étoit un très-habile homme, et ne s'imaginoit guère qu'il avoit fourni lui-même une bonne partie des moyens, dont ce charlatan s'étoit servi, pour l'étonner et le surprendre.

La plupart des gens de la campagne étant incapables de réflexion, ne raisonnent presque jamais avec eux-mêmes. Ils croyent sans peine, sur la foi d'un imposteur effronté, les choses les plus physiquement impossibles. Ils admirent ou ils craignent ceux qui ont le misérable talent d'abuser de leur ignorante crédulité. Ils tremblent aux menaces d'un berger de Brie qui, parmi eux, passe pour sorcier. Lorsque quelques-uns de leurs proches meurent inopinément et d'une mort qui leur paroît extraordinaire, ce ne sont point les remèdes de monsieur un tel, Médecin d'urine, qui les ont tués, c'est un sort que quelque sorcier leur a jeté qui les a fait périr de cette sorte; et c'est en conséquence de cette sage idée qu'ils vont très-souvent ensuite consulter un devin, autre imposteur qui, en mettant leur crédulité à la dernière épreuve, achève d'attraper le reste de leur argent.

Il n'y a pas très-long-temps qu'un fermier qui vit périr sa femme entre les mains meurtrières d'un Uromante, au bout de trois jours de maladie, alla consulter un devin pour savoir si cette mort n'étoit point l'effet d'un sort. Trois ou quatre jours avant cet évènement funeste, un mendiant, à qui on avoit refusé quelque chose dans la maison du fermier, avoit fait de grandes menaces. N'étoit-ce point cet homme qui avoit jeté le prétendu sort? Il avoit, disoit-on, l'air d'un mauvais pauvre. De telles menaces sont bien capables de faire naître, dans un esprit crédule et borné, les doutes les plus ridicules. Enfin le Devin ayant déclaré que l'auteur du maléfice (car c'en est toujours un avec ces gens-là) étoit un homme de telle figure, vêtu de telle et telle manière, etc. Le malheureux fermier assassina , huit jours après, un pauvre voyageur qui lui parût être l'homme que l'oracle avoit signalé. Voici un crime qui fait frémir. L'Uromante et le Devin méritoient mille morts (1).

Malheureux habitans des campagnes , de combien de sortes de charlatans vous devenez la proie! Il est tant de gens qui sont intéressés à vous tromper, que si, par hasard, vous ne donnez pas dans tel piège, vous donnez infailliblement dans tel autre. Vous voyez bien M. V**, cet homme riche et brillant à qui vous faites si respectueusement la révérence, c'est un charlatan qui n'a d'autres revenus que ceux qu'il a établis sur votre crédulité et sur votre ignorance : si vous étiez moins sots et plus défians, il seroit moins riche et moins brillant, et peut-être même se verroit-il dans la

---

(1) Cet aventure arriva, je crois, vers le milieu du 15.e siècle. Le Devin alla même jusqu'à dépeindre les traits du prétendu jeteur de sort.

dure nécessité de vivre de l'aumône qu'il vous
réduit quelquefois à chercher, après avoir em-
poisonné vos parens ou vos protecteurs.

Que n'avez-vous d'abord recours, lorsque vous
devenez malades, à quelques gens sages et pru-
dens qui, en vous éclairant et en fixant le choix
qu'il convient que vous fassiez d'un Médecin,
vous apprendroient à vous défier de ces fourbes
que vous nommez marchands d'urine. Il est bien
dans les campagnes quelques personnes capables
de vous guider. Lorsque quelque charlatan vous
fait de grandes promesses qu'il cherche à réaliser
par des moyens qui vous paroissent extraordi-
naires et peu naturels, que ne vous défiez-vous
d'un tel homme ! que ne consultez-vous alors
votre Curé, ou toute autre personne éclairée !
que ne lui soumettez-vous vos doutes ! Si vous
raisonniez un peu avec vous-mêmes, comment
pourriez-vous croire M. V**? lorsque pour
vous surprendre, et gagner votre confiance, il
a l'impudence de vous dire : « Je vois dans
» l'urine d'un malade les causes de sa maladie,
» et les divers symptômes qui la caractérisent.
» J'en saisis fort bien l'ensemble : je puis ju-
» ger par la seule inspection de ce liquide, et
» sans voir le malade, de l'état du pouls, et
» deviner s'il est fort ou foible, rare ou fré-
» quent, dur ou mou, développé ou concentré,

» régulier ou irrégulier. La maladie pour la-
» quelle on vient me consulter offre-t-elle des
» complications, je les aperçois d'abord. Je
» vous dis, voici la maladie principale, et
» qu'elles sont les affections qui viennent la
» compliquer. L'urine est pour moi un tableau
» fidèle (et magique) qui présente à mes yeux
» l'état de toutes les fonctions et de tous les
» systêmes de l'économie animale. Je vous
» dirai si le malade respire facilement ou dif-
» ficilement, avec bruit ou sans bruit; s'il urine
» peu ou beaucoup, avec douleur ou sans dou-
» leur; si la peau est moite, douce ou aride,
» fraîche ou brûlante, et même l'impression
» qu'elle me feroit éprouver si je la touchois.
» Aucune éruption ne peut se manifester à la
» surface du corps que je n'en sois instruit par
» le moyen des urines. Avec quelle facilité ne
» vois-je point, par cette voie, si la fièvre est
» continue, avec ou sans redoublement, rémit-
» tente ou intermittente, peu considérable, ou
» dans un haut degré d'intensité, etc. L'état de
» la langue et de la bouche m'est connu aussi.
» Les traits du malade, son regard même ne
» peut m'échapper. Je vois distinctement à
» quel degré la maladie est parvenue; si elle
» suit régulièrement ou non ses différentes pé-
» riodes. Je puis dire hardiment si sa termi-

» naison est proche ou éloignée, si elle sera
» heureuse ou funeste, et qu'elles sont les crises
» qui l'annonceront. Je vois enfin dans l'urine
» une infinité d'autres choses qu'il seroit même
» impossible de saisir si, négligeant l'inspec-
» tion de ce liquide, l'on se bornoit à voir et
» à questionner le malade, etc., etc. »

Je demanderai maintenant au crédule cam-
pagnard, après qu'il y aura bien réfléchi, si un
discours aussi absurde mérite qu'il y ajoute foi.
L'on peut hardiment décider, dit M. Tissot,
célèbre Médecin suisse, que quiconque ordonne
des remèdes sans autre connoissance du mal
que l'inspection des urines, est un fripon, et le
malade qui les avale, une dupe (1).

J'espère, monsieur, que vous voudrez bien
joindre vos vœux aux miens pour le succès de
cette apostrophe. Le peuple, qui en est l'objet, ne

---

(1) La Suisse est bien le pays du monde où l'on
voit le plus de ces charlatans. M. Tissot fit une vi-
goureuse sortie contr'eux dans son *Avis au Peuple*.

Il n'est presque point de paysan, en Suisse, qui ne
prétende avoir en possession plusieurs remèdes excel-
lens. J'ai vu dernièrement un Suisse, établi en France,
proposer à un homme, dont la poitrine étoit affectée,
l'usage de foie de loup, et beaucoup d'autres remèdes
aussi absurdes.

pourra guère s'offenser, je pense, de la manière dont je le traite. Ce n'est pas à un certain particulier que je parle ainsi, c'est à tous les gens simples et crédules réunis en corps : et puis vous savez que très-souvent un sot méconnoît le portrait sur lui-même formé. Chacun, dans ce cas, cherche l'original du portrait dans la personne de son voisin ou de tout autre, et ne s'avise guère de le voir dans sa propre personne.

Avant de mettre fin à cette longue épître, je veux vous rapporter ici ce que m'a raconté, il y a quelques jours, M. L**, de B... C'est une aventure toute récente. Ce Médecin ayant été appelé un jour pour une jeune femme qui avoit un simple embarras gastrique et intestinal, accompagné d'un mouvement frébile assez léger, prescrivit le traitement mis en usage, en pareil cas, par les praticiens les plus célèbres. Cette affection parcouroit régulièrement ses périodes : mais comme elle ne se terminoit pas assez promptement, au gré de la malade, ses parens ou ses amis, cédant à son impatience, lui conseillèrent d'avoir recours à M. R**, fameux Uromante, ou Voyeur d'urine, de T.., le même dont il vient d'être question plus haut. Vous ne devineriez jamais ce qu'il envoya pour guérir la maladie *citò* et *tutò!* Jamais traitement plus monstrueux ne fût administré par aucun autre charlatan.   3

Monsieur L** ayant été rappelé quelques jours après, pour éteindre l'incendie allumé par le traitement perturbateur du sieur R**, trouva parmi les remèdes qui restoient encore, et dont heureusement la malade avoit discontinué l'usage, trouva, dis-je, 1.º une demie-bouteille pleine d'une forte décoction de centaurée nitrée outre-mesure, puisque l'impression de ce sel se faisoit sentir sur la langue; 2.º un purgatif des plus âcres et des plus violens (1); 3.º de l'armoise et du mille-pertuis, dont on faisoit de fortes décoctions; 4.º une fiole d'oximel scillitique, que l'on avaloit à haute-dose; 5.º et, pour rendre le traitement encore plus sage et plus complet, un petit sac de graine de lin, dont on faisoit bouillir plein un dé à coudre dans un verre d'eau qu'on mettoit ensuite dans un lavement. Ce n'est pas tout; monsieur L** dit que la malade avoit pris, la veille du jour où il avoit été rappelé, la décoction d'une plante que, d'après la description qu'on lui en fit, il présume être la sabine.

Lorsque ce Médecin vit de tels remèdes, il ne fût plus surpris d'entendre la malade se

---

(1) C'est-à-dire, le reste de ce purgatif. — M. R** avoit cru découvrir dans l'urine de cette femme qu'elle avoit un épanchement de lait.

plaindre d'ardeur d'urine, de la dysurie, de l'élévation et tension du ventre, d'une chaleur et d'une agitation extrême. Presque toutes les excrétions étoient interrompues, et cette femme alloit mourir empoisonnée, si l'on ne l'eût secourue à temps.

Une telle histoire ne vous donne-t-elle pas une juste idée de la prudence et des talens supérieurs de MM. les Uromantes, et en particulier de cet honnête M. R**, qui surpasse peut-être encore tous ses confrères dans l'art admirable de deviner les maladies par l'inspection des urines. Tout le village de B.. peut vous garantir la vérité de cette histoire.

Si ceux qui se livrent avec confiance aux Uromantes sont toujours trompés, ceux-ci, en récompense, se trouvent très-souvent en butte à des méprises bien fâcheuses pour leur réputation. On voit tous les jours des paysans, incrédules et peu polis, prendre la liberté de porter à messieurs les Uromantes l'urine d'un animal sain ou malade, la soumettre, sans façon, à l'observation de ces charlatans, qui la prenne bêtement pour de l'urine humaine. Monsieur R** fut pris plus d'une fois à ce piège.

Ceux qui leur jouent ces petits tours divertissans n'ont d'autre tort que celui de ne pas les publier partout sans ménagement. Par-là ils rendroient un bien grand service à l'humanité. Quand on sauroit que ces messieurs ne savent pas même distinguer, après un long examen, l'urine des animaux d'avec l'urine humaine, on commenceroit à voir dans l'Uromancie un art chimérique et dangereux. Si, par exemple, les chauds partisans de cet art imposteur voyoient M. R**, comme on l'a vu un jour, inspecter gravement l'urine d'un cheval sain qu'il prit pour l'urine d'une femme, que penseroient-ils de sa science? Quand il dit que l'urine de cet animal, qui bondissoit alors dans la prairie, appartient à une femme qui a un lait épanché et qui est menacée d'hydropisie; lorsqu'un de ses confrères, qu'on alloit consulter autrefois de 20 lieues à la ronde, prend du vin clairet et éventé pour de l'urine, comment doit-on qualifier l'Uromancie et les Uromantes? Comment aussi qualifier les bonnes gens qui donnent leur confiance à de pareils fourbes? Il me semble que les épithètes que nous leur avons prodiguées, aux uns comme aux autres, ne leur conviennent pas mal (1).

Je vous avois promis de finir bientôt cette

---

(1) L'histoire du vin clairet m'a été garantie par un homme digne de foi. Je pourrois citer et prouver beaucoup d'autres faits de ce genre.

longue lettre , et je ne finis toujours point.
Cependant encore quelques mots, quelques observations, puis vous en verrez la fin.

Quand j'ai parlé plus haut de Davach, je n'ai
point prétendu le confondre dans la foule des
Uromantes vulgaires. Quoique son livre dégoû-
tant, intitulé le *Miroir des urines*, soit plein
d'absurdités révoltantes, il n'annonce assuré-
ment pas un malhonnête homme. Lorsqu'il vous
dit, par exemple, qu'Abert Fludd soutient avec
raison, aussi bien que lui, que la cause et la
source des maladies ne peuvent se connoître
que par les urines , et qu'il vous conseille ,
d'après un certain Gordonius , de consulter
plutôt les urines que le pouls, il parle de la
meilleure foi du monde. C'est un homme d'hon-
neur, mais sans génie, qui prêche une fausse
doctrine à laquelle il croit fermément. C'est,
s'il est permis de s'exprimer ainsi , un héré-
tique en fait de médecine.

Le siècle où il vivoit doit aussi être pris en
considération. Les devins, les astrologues , et
même les simples tireurs de cartes qui parcou-
roient les campagnes, aidoient alors à gouver-
ner le monde (1). La saine philosophie n'avoit

____

(1) On voit bien encore aujourd'hui des devins de
de toute espèce : mais les Uromantes , ou Voyeurs

pas encore dissipé entièrement les épaisses ténèbres qui nous enveloppoient. Le sieur Davach, Docteur en médecine, deviendroit-il aujourd'hui, avec son Uromancie, Médecin ordinaire d'un de nos Princes, comme il le fut d'un Prince de ce temps-là ! Mais, je le répète, l'auteur du *Miroir des urines* (qui est comme le Code des Uromantes), étoit de bonne foi; s'il eût eu l'intention d'abuser de notre crédulité, auroit-il publié des observations aussi ridicules ! Par exemple, auroit-il avancé, dans cet ouvrage, que l'on peut deviner, par le moyen des urines, quel est le sexe de l'enfant qu'une femme grosse porte dans son sein ! Quand on veut abuser le peuple, pour obtenir un crédit durable, on s'y prend d'une autre manière. Des observations que l'expérience peut démentir sur-le-champ ne doivent être débitées que dans un jargon entortillé et équivoque parmi les gens simples et ignorans. Il n'est pas pru-

___

d'urine, sont les plus nombreux et les plus dangereux de tous. Accius disoit que tous les augures enrichissoient de paroles les oreilles des sots, pour remplir leurs propres maisons d'or. — On a vu comment les Voyeurs d'urine s'y prennent pour s'enrichir aux dépens des sots.

dent de les consigner dans un livre (1). M. R**
s'y prend bien autrement : il sent bien que s'il
s'avisoit de faire part de sa science au public,
il n'auroit pas fort beau jeu.

---

(1) Un tel livre fait toujours effet sur le peuple.
C'est un livre ! cela suffit, Les Uromantes en feroient
un usage merveilleux pour l'abuser.

Je suis , etc,

M. Février 1816.